AF310442

DU

TOCOGRAPHE

APPLICATION DE LA MÉTHODE GRAPHIQUE

AUX ACCOUCHEMENTS

PAR

LE Dr POULLET

Ancien interne des hôpitaux de Lyon,
Ancien prosecteur et lauréat de l'École de médecine de Lyon,
Membre de la Société des sciences médicales,
Membre de la Société nationale de médecine
de la même ville.

LYON

ASSOCIATION TYPOGRAPHIQUE

RIOTOR, RUE DE LA BARRE, 12

1880

DU

TOCOGRAPHE

APPLICATION DE LA MÉTHODE GRAPHIQUE

AUX ACCOUCHEMENTS

PAR

LE Dr POULLET

Ancien interne des hôpitaux de Lyon,
Ancien prosecteur et lauréat de l'École de médecine de Lyon,
Membre de la Société des sciences médicales,
Membre de la Société nationale de médecine
de la même ville.

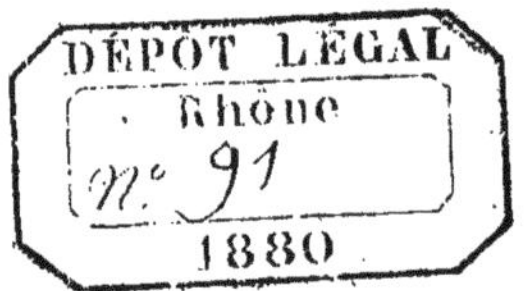

LYON

ASSOCIATION TYPOGRAPHIQUE

RIOTOR, RUE DE LA BARRE, 12

1880

DU TOCOGRAPHE

APPLICATION DE LA MÉTHODE GRAPHIQUE

AUX ACCOUCHEMENTS

La méthode graphique, qui donne en physiologie des résultats si précieux, peut s'appliquer aux études obstétricales, et les tracés qu'elle fournit serviront plus tard à juger définitivement des méthodes d'intervention, dont l'appréciation a été jusqu'à présent si controversée.

J'enregistre trois ordres de faits, qui ont tous pour l'accoucheur une grande importance.

Malgré les recherches et les études les plus patientes des accoucheurs, on n'avait que des connaissances approximatives sur ces trois ordres de faits, et la comparaison des accouchements entre eux laissait une très-large part à l'interprétation personnelle. On avait raison de dire : *l'art des accouchements*. Mais avec la méthode graphique, quand on arrivera à faire les comparaisons sur des tracés donnant rigoureusement les deux facteurs : *durée* et *intensité* de toute force, qu'elle soit produite par la femme elle-même ou appliquée par l'accoucheur, alors, dis-je, on sera bien près d'avoir constitué la *science obstétricale* à la place de l'art, que nous pratiquons encore aujourd'hui.

Les trois ordres de faits dont je parle, qui devraient être étudiés dans des chapitres, je pourrais presque dire dans des livres distincts, tellement ils nécessiteraient du développement, sont :

1° L'étude des phénomènes dynamiques produits par la femme qui accouche ;

2° L'étude graphique des forces employées en clinique par l'accoucheur appelé à intervenir pour terminer l'accouchement ;

3° Enfin l'étude des diverses forces employées dans les expériences obstétricales d'amphithéâtre, soit pour comparer entre eux divers forceps tirés manuellement ou mécaniquement, soit même pour comparer encore une fois des méthodes rivales, comme le forceps et la version.

On comprendra que je n'ai pas la prétention d'avoir fait aujourd'hui de si vastes recherches. La méthode graphique, en obstétrique, n'est qu'à ses débuts, bien qu'elle ait donné déjà beaucoup ; la publication actuelle n'a pour but que de faire connaître les instruments que j'emploie pour enregistrer graphiquement ces divers faits et mettre ces moyens à la disposition des accoucheurs qui désirent faire des travaux avec précision.

ÉTUDE GRAPHIQUE DE L'ACCOUCHEMENT

Depuis la thèse mémorable de Solayrès de Renhac, les phénomènes mécaniques de l'accouchement n'ont cessé d'être étudiés; mais, pendant un siècle environ, on se bornait à décrire, sous le nom de mécanisme de l'accouchement, la série des mouvements imprimés au fœtus par la filière pelvienne, mais quant aux puissances motrices qui produisent l'expulsion, elles échappaient à peu près à toute appréciation. Il n'y a guère que dix ans qu'on est arrivé à étudier avec quelque succès les phénomènes dynamiques de ce grand acte.

Un auteur anglais, Tristam Schandy, affirme que l'enfant est expulsé avec une force de 213 kilog.; récemment un de ses compatriotes, le professeur Haughton, établissait un calcul par lequel, appréciant l'effet utile que peut produire chaque centimètre cube de tissu musculaire concourant à l'accouchement et faisant le total, il ne craint pas d'affirmer que l'enfant est expulsé par une force de 262 kilog.

Mais, d'autre part, le docteur Poppel, de Munich, en 1863, institua des expériences pour calculer la résistance des membranes sur une surface égale à la section du canal utéro-vaginal dilaté, puis, considérant que certains accouchements sont produits par une force qui n'a pas déchiré les membranes, il en conclut que l'accouchement n'exige dans les cas faciles qu'une force inférieure à celle que peut produire la rupture de l'œuf. Pour lui, la plupart des enfants naissent simplement poussés par une force variant entre 2 et 9 kilog. En 1867, Matheus Duncan, répétant les expériences de Poppel, arrive à un total de 17 kilog. ; l'accoucheur d'Edimbourg croit que la force appliquée au fœtus varie entre 18 et 22 kilog. 500 gr.

Ces chiffres si différents montrent l'obscurité de ce point de la science et font comprendre l'importance d'une méthode plus exacte pour arriver à la solution du problème.

En 1874, après bien des tâtonnements, j'arrivai à mesurer, à l'aide d'une colonne mercurielle, la pression intra-utérine pendant l'accouchement, et l'année suivante, en 1875, je pus tracer graphiquement les oscillations de cette colonne ; mais lorsque j'eus obtenu ce premier et précieux tracé, lorsque j'allais le publier, en faisant quelques recherches dans les journaux allemands, je trouvai un travail analogue très-soigneusement fait par le docteur Schatz, de Leipzig, et publié en 1872 en langue allemande.

Cette douche sur mon enthousiasme d'inventeur ralentit mes recherches, et je désespérai presque de pouvoir rien ajouter aux études de l'accoucheur allemand. Cependant, en 1877, ayant l'idée de séparer le travail des muscles abdominaux du travail de l'utérus, je perfectionnai mon appareil, et je pus ainsi prendre le double tracé de ces deux ordres de contractions. Le tocographe ayant cette fois produit quelque chose d'incontestablement nouveau, se enhardit jusqu'à oser se montrer à la Société de chirurgie en juin 1878, et en janvier 1879 il eut l'honneur d'un rapport du docteur Polaillon et d'une discussion au sein de cette Société.

Je décrirai très-succinctement l'instrument, dont la planche III placée à la fin de cet opuscule donne une idée assez exacte. Si je n'ai pas conservé l'expression de *tocodynamomètre* sous laquelle Schatz a désigné son instrument, c'est que celui dont je me sers s'applique à des recherches multiples auxquelles l'expression de *tocographe* correspond beaucoup mieux.

L'appareil est très-simple : Un cylindre vertical enregistreur, mu par un mouvement d'horlogerie et, au-devant de ce cylindre, deux manomètres à mercure, simples tubes en U d'assez gros calibre pour qu'un flotteur puisse suivre les oscillations de la colonne mercurielle et les écrire sur le cylindre. L'un des manomètres est en communication avec une ampoule de caoutchouc portée entre l'œuf et la paroi utérine.

L'autre est en communication avec une ampoule portée dans le rectum au-dessus du niveau de la tête fœtale. Les tubes passant à côté de la tête sont à la fois souples et incompressibles : ce sont des sondes de gomme n° 8, dans l'intérieur desquelles sont des perles de verre pour que l'intérieur de la sonde ne se ferme par aucune pression.

L'ampoule utérine est portée vers le fond de l'utérus ou vers sa hauteur moyenne avec la plus grande facilité, dès que le col offre une dilatation de 1 ou 2 francs.

L'ampoule rectale est un peu plus difficile à porter assez haut dans l'intestin.

Le ballon intra-utérin donne le total des efforts expulsifs ; son tracé est le plus important à étudier.

Aussitôt l'ampoule placée dans un point quelconque de l'utérus, les membranes rompues ou non, on voit le mercure s'élever et conserver, pendant tout l'accouchement, une certaine élévation qui varie peu dans l'intervalle des contractions. Cette hauteur correspond à la pression constante ou tonicité utérine. Sur les tracés, cette hauteur varie de 15 à 20 millimètres, mais on doit la doubler, comme du reste il faut le faire pour toutes les pressions données par le tocographe. Lorsque la colonne qui porte le flotteur monte de 15 millimètres, l'autre baisse d'autant, ce qui produit une différence de niveau de 30 millimètres. C'est le plus ordinairement à cette pression qu'arrive la tonicité utérine. (Je néglige à dessein le poids du liquide amniotique, variant suivant les positions de la femme et la hauteur à laquelle on a porté l'ampoule, toutes ces conditions sont très-longuement étudiées dans le travail de Schatz.)

Quant aux contractions, nous devons les diviser en deux ordres bien distincts : celles de la période de dilatation et celles de la période d'expulsion. Le type de ces deux catégories est absolument différent.

Pendant chaque contraction, avant la dilatation complète du col, le mercure monte insensiblement, traçant une ligne très-peu sinueuse, arrive à un sommet mousse et redescend ensuite jusqu'au niveau de la simple tonicité. Mais lorsque la dilatation s'avance, la courbe devient non-seulement plus élevée, mais surtout plus accidentée et plus irrégulière, sans

toutefois présenter les dents aiguës, les aiguilles élevées, qui caractérisent la période d'expulsion.

Chose remarquable, le début de la contraction n'est
pas immédiatement douloureux et l'on peut avertir la
femme qu'elle va avoir une douleur. Lorsqu'elle commence à sentir quelque chose, le mercure a déjà, en
3 ou 4 secondes, accusé une pression de 8 à 10 millimètres.

La hauteur maximum de la courbe pendant les
dernières contractions dilatatrices ne dépasse guère
40 millimètres (ligne AB, tracé n° 1) et déjà, à ce
chiffre, le tracé change de caractère. Sa courbe se
rapproche de celle qui correspond à la période d'expulsion.

Lorsque le col ne résiste presque plus, nous obte-
nons alors la courbe à dents aiguës et le niveau s'élève
au milieu de chaque douleur à des hauteurs de plus
en plus grandes. Toutefois, dans l'accouchement le
plus régulier la progression des contractions est loin
d'être régulièrement ascensionnelle.

Enfin la dernière contraction, celle qui aboutit à
l'expulsion de la tête, a le même caractère que les
précédentes, et l'accouchement ne se produit pas au
moment précis où la plume trace l'aiguille la plus
élevée, au moment de la pression la plus forte en un
mot. J'ai pris un grand nombre de ces tracés et c'est
à peu près toujours ainsi. Quelle est la pression maximum et à quelle force expulsive correspond-elle ? Mes
recherches sont à très-peu de chose près d'accord
avec celles de Schatz ; je n'ai jamais obtenu de niveau
dépassant 11 centimètres 1/2, ce qui équivaut à 23

centimètres de pression mercurielle, de telle sorte que si on opposait à la sortie de la tête une colonne de 23 centimètres de mercure on neutraliserait les plus grands efforts de la nature et on s'opposerait à tout accouchement. Ce résultat se rapproche, du reste, de ce que faisait Duncan qui, en essayant de s'opposer à la sortie de la tête, y a toujours réussi en exerçant une pression qu'il évalue à 22 kil. 500.

Les accouchements se produisent d'ailleurs en général avec un niveau maximum de 8 à 10 centimètres, c'est-à-dire 16 à 20 centimètres de pression ; encore ce maximum dont je parle n'existe-t-il que pendant 2 ou 3 secondes, au milieu de la dernière contraction. Si l'on compare la courbe du tracé obtenu au profil d'une chaîne de montagnes, la dernière douleur en simulerait le pic le plus élevé.

Prenant ce maximum de 23 centimètres pour base de notre calcul et supposant que le plus grand cercle représentant la section maximum de la tête ait 11 centimètres de diamètre, nous établissons ainsi notre calcul.

Lorsque la pression intra-utérine arrive à 23 centimètres, chaque centimètre carré de la paroi utérine supporte une pression égale à une colonne mercurielle de 1 centimètre de base avec une hauteur de 23 centimètres ; or, la tête arrivant à se dégager du canal vaginal, la section maximum de cet ovoïde peut être considérée comme formant une portion de la paroi de ce récipient, et cette surface supporte, elle aussi, ses 23 centimètres de pression mercurielle. Cherchons quelle est cette surface en supposant cette section un cercle régulier de 10 centimètres de diamètre, le rayon est de 5 centimètres et la formule πR^2 nous donne pour surface 78,5 centimètres carrés. En multipliant par 23 centimètres de hauteur mercurielle, on arrive à 1 litre 805 centimètres cubes; en multipliant par la densité du mercure 13,60, on obtient près de 25 kilog.

Je ne crains donc pas d'affirmer que l'enfant n'est jamais expulsé par une force dépassant 25 kilog. Si nous nous reportons aux calculs de Hauglton, qui appréciait cette force à plus de 250 kilog., on trouve très-bien la source d'erreur. La femme créant dans la cavité utérine une pression de 23 centimètres de mercure, nous n'avons parlé nous que de la force effective d'expulsion portant sur la section maximum de la tête, mais la surface interne de l'utérus est bien dix fois plus étendue et la totalité de la force mise en jeu est bien, en effet, d'environ 250 kilog. Mais cette totalité d'effort n'est pas appliquée au fœtus d'une manière effective.

Mais ne craignons pas de répéter que, le plus ordinairement, ce maximum n'est pas atteint, et je suis convaincu que, comme le pense Duncan qui s'appuie sur d'autres données, la plupart des accouchements s'effectuent avec une force maximum d'expulsion d'environ 20 kilog.

Il était intéressant de rechercher chez les femelles de nos grands animaux domestiques quelles sont les conditions de pression et de forces employées. M. le professeur Saint-Cyr a bien voulu me fournir le moyen d'appliquer le tocographe chez une vache dans son service à l'École vétérinaire, et le tracé n° 4, planche I, nous montre, au point de vue de la pression, un maximum de 11 centimètres d'élévation, c'est-à-dire 22 centimètres de pression mercurielle.

Le part des animaux n'exige donc qu'une pression s'éloignant peu de celle produite chez l'espèce humaine dans les mêmes circonstances. Le tracé, toutefois, diffère considérablement de type, la tonicité est constamment très-élevée, les contractions, relativement faibles, sont presque uniformément réparties sans offrir les intervalles qu'on observe chez la femme entre deux douleurs.

Enfin, l'animal ne fait que quelques efforts expulsifs tout à fait à la fin et la pression maximum s'élève à peine à une hauteur double de la tonicité utérine, laquelle, je le répète, est très-élevée et entre pour une très-grande part dans la production de l'accouchement.

La force mise en jeu est très-considérable, étant donnée la vaste surface intra-utérine, mais la pression n'y dépasse que très-peu la pression féminine, parce que les animaux sont favorisés sous le rapport des résistances, il n'y a pas de résistance osseuse et les résistances périnéales sont bien moindres que dans l'espèce humaine.

Jetons maintenant un coup d'œil sur le tracé pris dans le gros intestin et donnant le travail des muscles abdominaux, tracé n° 6, planche II.

La comparaison des deux tracés permet d'établir qu'ils n'appartiennent pas au même type : le tracé utérin est formé par une série de pointes assez aiguës, ces pointes sont de plus en plus élevées jusque vers le milieu de la contraction, puis ces pointes sont de moins en moins élevées, de telle sorte qu'on peut comparer ce tracé utérin à une chaîne de montagnes très-aiguës, laquelle chaîne dans son ensemble présenterait un sommet et deux versants.

Le tracé abdominal, au contraire, est formé par une série dégradée de plateaux dont le premier est plus élevé que le second, celui-ci plus élevé que les suivants, et ainsi de suite jusqu'au dernier.

Tandis que l'utérus augmente l'énergie de sa contraction jusque vers le milieu de temps de la douleur et la décroît progressivement ensuite, le muscle abdominal lui, au contraire, lorsqu'il commence à se contracter, donne d'emblée toute sa puissance d'action, puis il suspend son effort et le recommence, mais avec une moindre énergie ; puis nouvelle suspension, nouvel effort encore moindre que le précédent, et ainsi de suite ; chaque contraction offre une série d'efforts indiqués par des plateaux progressivement dégradés. La comparaison de ces deux types de contraction doit, il me semble, trancher définitivement la question de savoir si la fibre utérine n'est pas vers la fin de la grossesse un muscle strié. Non, malgré l'espèce de striation que M. Ranvier a démontrée à la Société de biologie sur les fibres d'un utérus vers la fin de la grossesse, le muscle utérin ne se comporte pas physiologiquement comme les muscles striés : il reste, au point de vue fonctionnel, jusqu'au dernier moment de son action, un muscle *lisse de la vie organique*.

Ce tracé tocographique permet d'établir, d'une

façon certaine, que les muscles abdominaux, même vers la fin de l'accouchement, ne substituent pas leur action à celle de l'utérus comme le prétendait Haller, mais qu'ils équilibrent seulement une part considérable de la colonne mercurielle soulevée par l'ensemble des efforts.

La véritable utilité de la contraction abdominale n'a peut-être pas été indiquée.

Remarquons que la paroi de l'abdomen ne se contracte pas lorsque l'utérus, incomplètement dilaté, ne lutte encore que contre la résistance de son orifice. Cette nouvelle force entre seulement en action aussitôt que l'orifice utérin est complètement dilaté; le col pourrait alors remonter sur le contenu de l'œuf, distendre le vagin qui n'est qu'une membrane peu épaisse, et surtout presque inextensible dans le sens de sa longueur.

Les efforts utérins, s'ils étaient seuls et très-énergiques, pourraient aboutir à une déchirure de l'insertion utéro-vaginale, et le col utérin pourrait remonter sur la tête, le cou et le corps de l'enfant, sans produire son expulsion à travers le périnée. C'est alors que les muscles abdominaux interviennent avec l'énergie que l'on connaît avec précision maintenant, et cette contraction refoule l'utérus en masse vers le périnée.

La contraction abdominale a donc pour véritable effet de concourir à l'expulsion du fœtus, mais surtout en s'opposant à ce que l'on désigne sous le nom de recul dans les armes à feu. Elle vient en quelque sorte fixer l'utérus et s'opposer aux déchirures du vagin.

Le tocographe n'est-il qu'un instrument d'étude physiologique? Je ne le pense pas; sans pouvoir prévoir si en suivant cette voie on trouvera quelque application pratique, je puis déjà indiquer un premier résultat.

Dans l'intervalle de deux contractions, si on injecte de l'eau ou de l'air dans le ballon utérin du tocographe, on détermine à volonté la contraction utérine, de sorte qu'on peut introduire un certain nombre de contractions artificielles au milieu des contractions spontanées. Sur le tracé tocographique que je présente, il y en a quelques-unes que j'ai désignées sous le nom de douleurs artificielles et qui ont été provoquées par mon intervention.

La quantité d'eau que j'injecte progressivement dans ce ballon utérin pour y augmenter la pression et provoquer la contraction a été, dans certains cas, d'un litre environ; les membranes n'étant pas rompues, c'est donc un fait nouveau : l'introduction d'un décimètre cube d'un fluide dans l'utérus, qui contient encore la totalité de l'œuf. Or, ne serait-il pas possible d'utiliser ce fait lorsque les eaux sont écoulées et qu'on a échoué dans les tentatives de version. En un mot, il est logique de signaler ce procédé pour lutter contre la rétraction utérine, avant de se résigner à faire l'embryotomie.

D'autre part, pour provoquer l'accouchement prématuré, on pourra peut-être perfectionner la méthode de Tarnier et, au lieu d'injecter simplement une certaine quantité d'eau et d'attendre, ne pourra-t-on pas savoir exactement quelle pression il faut établir pour

faire entrer l'utérus en action, et après quels intervalles il faut répéter ces pressions pour imiter complètement la nature ?

Il est un autre mode d'intervention qu'on pourra
probablement réaliser, c'est l'intervention dynamique
pour produire l'accouchement. Lorsque j'ai injecté un
litre d'air ou d'eau entre l'œuf et l'utérus, je cherchais
à augmenter la pression pendant la contraction utérine, j'ai échoué complètement et n'ai trouvé qu'un
moyen très-commode et très-pratique de provoquer à
volonté les contractions utérines. L'utérus contracté
pour équilibrer une colonne mercurielle de 20 ou
23 centimètres (c'est-à-dire à peu près le maximum),
se laisse distendre si vous augmentez cette pression ;
mais la nature ne nous a-t-elle pas tracé la voie en
superposant deux forces au lieu d'en faire une plus
énergique ? J'espère pouvoir, par-dessus la force abdominale, dans une ceinture contenant tout l'abdomen
et le bassin, établir à l'aide d'un fluide comprimé une
pression suffisante pour intervenir dynamiquement
d'une façon efficace et méthodique, car ses effets
seront transmis graphiquement par le ballon intra-
utérin et on devra chercher à produire artificiellement
des tracés semblables à ceux que la nature donne dans
les accouchements normaux.

Ce genre d'intervention aurait, du reste, de l'ana-
logie avec ce qui se fait pour le placenta par la méthode de Crédé, et avec ce que Kristeller a tenté de
produire en cherchant à opérer l'accouchement par
expression ; mais les pressions exercées avec les mains
ne sont pas assez largement étendues pour être utiles

en élevant le niveau de la tension intra-utérine. Un fluide comprimé tout autour du ventre me paraît une intervention plus rationnelle et probablement plus efficace.

A l'aide du tocographe on peut aussi arriver à classer diverses anomalies du travail qui ont été jusqu'à présent confondues sous le nom générique d'inertie utérine, de même qu'avant les travaux de Duchêne (de Boulogne) on confondait dans les paralysies tous les troubles de coordination. Il existe dans l'acte de l'accouchement de véritables faits d'ataxie, caractérisés par un manque de synergie des diverses régions musculaires qui doivent se contracter simultanément. Ce trouble de coordination produit une anomalie du travail et l'accouchement ne se produit pas, bien qu'aucune raison tirée de la présentation n'explique ce retard. J'ai rencontré divers cas semblables, et le tracé n° 5 de la planche II en est un exemple frappant. Il montre un type singulier de contractions où il y a un véritable désordre des efforts. La dilatation était complète depuis longtemps, mais le tracé n'a pas l'aspect des chaînes de montagnes aiguës qui caractérise d'ordinaire cette période. Certains efforts montent bien parfois à la hauteur voulue, comme cela se voit au point M, mais le rhythme des efforts est changé. Chaque poussée est séparée de la poussée voisine par des intervalles où la pression intra-utérine redescend au niveau de la tonicité utérine, et après avoir atteint 88 millimètres, comme en M, les douleurs suivantes N O P ne s'élèvent plus qu'à 53 et 50 millimètres. Curieux d'observer cet accouchement le plus longtemps possible, j'ai attendu autant que les bruits du cœur de l'enfant me l'ont permis, mais les douleurs ont conservé ce rhythme anormal jusqu'à ce que l'auscultation m'a fait un devoir d'intervenir par le forceps.

Enfin un dernier ordre de faits encore très-obscurs pourra recevoir des lumières inattendues des révélations fournies par ces tracés tocographiques, je veux parler de l'action des médicaments sur l'accouchement naturel, soit l'ergot, dont on s'efforce aujourd'hui de limiter l'emploi, par le précepte dogmatique de le proscrire tant qu'il y a quelque chose de solide dans l'utérus, soit la pilocarpine, qui fait tant de bruit en Allemagne depuis les faits publiés par Masmann, de Saint-Pétersbourg, soit enfin le chloroforme, dont l'action sur les contractions de l'accouchement n'est pas encore suffisamment connue.

Le tracé n° 6 de la planche II donne ce que le tocographe m'a fourni pendant la narcose ; bien que je n'aie pas employé le chloroforme pur, mais bien le mélange de Billroth (choloroforme 100, éther 30, alcool 30), les résultats ne s'éloignent pas de l'action du chloroforme pur, le degré dit : chloroforme à *la reine* que Campbell avait mis en vogue n'apporte que peu de modification dans le tracé, de même que le soulagement à la malade est à peu près fictif et nos maîtres ont eu raison de dire que cette pratique n'est pas sérieuse, et lorsqu'on obtient vraiment l'anesthésie on obtient aussi la disparition des contractions utiles. A mesure que la femme cesse de sentir et de souffrir, les contractions perdent leur caractère expulsif, la série des phénomènes réflexes est troublée et la contraction est à peine esquissée. Le tracé, après avoir eu en A, B, le caractère franchement expulsif, reprend aussitôt que la narcose est suffisante le caractère des petites douleurs de dilatation, la pression retombe à 17 millimètres et l'accouchement ne se ferait pas, après trois douleurs, nous supprimons le chloroforme et la contraction reprend assez vite en C le caractère presque normal des efforts expulsifs. Nous redonnons le chloroforme et l'on voit de nouveau la modification qu'il produit sur les contractions. Bien des points restent encore obscurs sur l'action de ce puissant médicament ; j'espère pouvoir continuer son étude.

J'ai pris le tracé que je publie à la clinique du professeur Spaeth, à Vienne, l'assistant, D\u2071 Chauta, a bien voulu me fournir ce cas et donner lui-même le chloroforme, je l'en remercie sincèrement. Les conclusions qu'on peut tirer à première vue de ce tracé sont les suivantes : Le chloroforme ne peut être d'aucun secours dans l'accouchement normal, si ce n'est par son action anti-spasmodique. Quant à la contraction musculaire, il lui enlève la presque totalité de son effet utile.

Nos maîtres français, entre autres MM. Depaul et Pajot, Courty et Pinard, dans sa thèse d'agrégation, sont donc dans le vrai en repoussant son emploi pour l'accouchement normal, car il doit considérablement retarder la marche du travail.

Toutefois, il serait rationnel de le donner vers la fin de l'accouchement si l'on avait assez d'habileté dans son maniement pour faire coïncider la narcose avec les deux ou trois dernières douleurs d'expulsion, celles qu'on nomme concassantes et qui arrachent habituelle-ment aux malades des cris si déchirants. On soulagerait ainsi la malade pendant le dégagement à la vulve et le ralentissement qui en résulterait serait utile à ce mo-ment-là où tous les accoucheurs s'efforcent de s'op-poser à la sortie brusque qui déchire presque toujours plus ou moins le vagin et le périnée.

Il va sans dire que le chloroforme doit être employé pour les opérations obstétricales, quel que soit le genre d'intervention, toutes les fois que celle-ci peut occa-sionner une douleur marquée à la malade, à moins de contre-indications assez rares. A ce dernier point de vue il est vraiment très-fâcheux que son emploi ne se soit pas encore complètement généralisé dans la pra-tique civile.

APPLICATION DES MOYENS GRAPHIQUES A LA CLINIQUE

Depuis les travaux de Joulin et Chassagny on a cherché à préciser l'effort appliqué aux forceps et le dynamomètre est entré dans l'arsenal de l'accoucheur; mais cet instrument, déjà précieux, est encore insuf-fisant pour donner à notre intervention le caractère de précision désirable. J'ai cherché à produire mieux

que le dynamomètre et je crois avoir trouvé un moyen
des plus satisfaisants. C'est une espèce de dynamo-
graphe enregistrant d'une manière continue toute
traction faite sur une corde, avec les deux notions
également importantes : la durée et l'intensité. Toute
force offre à étudier le temps pendant lequel elle dure
et son intensité aux divers moments de son application.
Il nous faut absolument ces deux éléments pour l'ap-
précier exactement, il ne suffirait même pas d'avoir,
d'après le calcul mécanique, le total de kilogrammes
produits ; il faut conserver séparément les deux facteurs *intensité* et *durée*. Or, le dynamomètre ne
donne que l'intensité sans pouvoir indiquer la durée
de l'effort.

On nous parle de l'intensité de la force utilisée
dans les applications de forceps, mais la durée est
négligée : c'est comme si on voulait faire connaître
une surface rectangulaire en n'indiquant que sa longueur. Et encore, même au point de vue de cette
intensité, le dynamomètre que l'industrie nous fournit est absolument défectueux ; il ne traduit pas les
secousses multiples et très-différentes dont se compose
un effort musculaire, il ne donne que le maximum
très-passager de son intensité, maximum qui correspond à la plus puissante des secousses, absolument
comme le thermomètre à minima indique la température la plus basse d'un seul instant de la nuit et non
la température de la nuit entière.

Aussi le dynanomètre fournit-il des indications qui
pourraient devenir très-dangereuses si on ne tenait
pas compte de cette lacune quand on agit avec des
forcesélevées.

Récemment, M. Fochier présentait à la Société des sciences médicales un fait très-important, mais sur les conclusions duquel j'ai dû faire des réserves. Un accouchement a été produit par lui à l'aide d'une traction sur les cordons du forceps montant à 80 kilogrammes, avec conservation de la vie de l'enfant et sans accident pour la mère.

Cet accoucheur en a conclu que dorénavant il ne ferait plus la crâniotomie sans avoir porté sa traction à 80 kilogrammes. Mais sera-ce pendant une seconde ou pendant quelques minutes ? Cette notion est capitale et s'il eût opéré graphiquement, son observation serait capable de fixer ce point de la science.

Ce fait donne une idée des services que la méthode graphique peut rendre au point de vue clinique.

Le moyen que j'ai imaginé pour enregistrer les forces appliquées sur le forceps par les rubans est le suivant : à la place de l'ancien dynamomètre je place un ballon de caoutchouc enveloppé d'un filet de corde très-solide. L'une des extrémités de ce filet est fixée à l'écrou mobile du tracteur et l'autre extrémité est fixée aux rubans qui tirent le forceps, de sorte que toute traction tend à allonger le filet et par suite à comprimer le ballon de caoutchouc. L'eau contenue dans ce dernier est mise en communication avec l'une des colonnes mercurielles du tocographe ; plus la force est considérable, plus la courbe s'élève, bien que, dans ce genre d'indication, la hauteur ne soit pas rigoureusement proportionnelle à la force. On y supplée à l'aide d'une échelle connue d'avance. On a ainsi un instrument très-exact et d'une très-grande sensibilité. On voit cet appareil dans la quatrième planche placée à la fin de ce travail.

Le tracé n° 7 de la planche II a été pris cliniquement avec mon confrère, le docteur Marduel ; c'est une application de forceps pour une occipito-postérieure dans un léger rétrécissement du bassin, le grand diamètre de la tête n'étant pas encore engagé dans le détroit supérieur. On voit, dans chaque effort de traction, la courbe s'élever par des espèces d'escaliers correspondant chacun à un tour de vis du tracteur et, lorsqu'on cesse de tourner la vis, on obtient des traits horizontaux dans l'une de ces tractions.

J'ai obtenu le plateau horizontal A B qui correspond à une traction de 50 kilogrammes, la tête ne s'engageant pas, le trait est resté horizontal ; après deux minutes, j'ai relâché la traction et l'on voit l'escalier de descente.

Les tractions mécaniques permettent seules d'obtenir ainsi des forces constantes.

Si le forceps est tiré par les mains on obtient des lignes sinueuses à sommets très-irrégulièrement élevés alors que l'accoucheur croit soutenir une même traction, surtout lorsque les bras sont déjà fatigués.

———

EXPÉRIENCES D'AMPHITHÉATRE

———

Depuis longtemps on a cherché expérimentalement à étudier les faits de l'obstétrique en reproduisant

autant que possible sur le cadavre les conditions de
pression de la tête par les bassins rétrécis. Mais les
moyens mécaniques manquant aux expérimentateurs,
ils sont loin de s'entendre sur leurs résultats ; les
mêmes expériences faites par deux auteurs donnent
des résultats différents ou au moins sujets à des inter-
prétations différentes. Cela provient, à mon avis, en
grande partie de l'insuffisance du dynamomètre employé jusqu'ici dans les expériences de Baudeloque,
Pétrequin, Joulin, Tarnier, Delore, Budin et Cham-
petier de Ribes, pour ne parler que des français. Ces
auteurs étaient excusables, l'industrie ne fournissant
pas de moyen plus parfait que le dynamomètre pour
mesurer une force de traction.

Je crois que ces recherches gagneront à être reprises
avec un moyen plus parfait que le dynamomètre, il y
aura surtout utilité de le faire pour comparer les
divers forceps.

Parmi les nombreuses formes instrumentales qui
se partagent la pratique la plus générale des accouchements, je citerai d'abord :

1° Le forceps français, le vieux forceps de Levret
auquel Caseaux et Pajot n'ont apporté que des modi-
fications de détail.

2° Le forceps anglais de Simpson, peut-être plus
généralement employé hors de France, et dont les
instruments de Barnes, Stoltz et Braun ne sont que
des sous-variétés.

3° Le forceps du docteur Chassagny, qui a repris,
en la perfectionnant, l'idée de Ténance, l'ancien
accoucheur lyonnais.

4° **Enfin**, le forceps récent de Tarnier, si différent des précédents, et qui se répand rapidement aujourd'hui dans la pratique des jeunes accoucheurs.

Ces quatre types de forceps ont chacun la prétention de réaliser le mieux possible les conditions les plus favorables d'une bonne prise de la tête, et chaque accoucheur croit sincèrement que le forceps dont il se sert permet le mieux l'adaptation de la tête aux dimensions pelviennes en la comprimant le moins possible pour lui faire franchir l'obstacle.

La divergence des opinions montre assez que celles-ci s'appuient sur des arguments théoriques indéfiniment discutables, et que, en un mot, il a manqué jusqu'ici un moyen de démonstration vraiment capable d'entraîner la conviction dans ces comparaisons délicates.

J'ose espérer que la méthode graphique appliquée à ces recherches est capable de porter une très-grande lumière sur ce point obscur de la science. Je n'ai pas la prétention d'apporter aujourd'hui la solution de ce problème qui nécessitera de nombreuses expériences, mais je désire faire connaître la méthode que j'emploie pour ces comparaisons, méthode qui permet d'obtenir des résultats d'une grande précision.

Il y a longtemps qu'on prend des tracés des mouvements du cerveau correspondant à la respiration et aux pulsations artérielles ; récemment le docteur Salathé publiait de magnifiques tracés de ces mouvements pendant le sommeil. Or, pour enregistrer ces mouvements de l'organe, on a dû prendre graphiquement les légères variations de la pression intra-crânienne. Le tocographe enregistre d'une façon semblable les pressions produites sur la masse encéphalique par une application de forceps dans le bassin rétréci, en même temps que la force appliquée dans cette expérience est enregistrée sur le même cylindre.

Pour obtenir la pression intra-crânienne produite par l'action combinée du forceps et du bassin pendant l'expérience, je fais une incision au niveau des quatrième, cinquième et sixième vertèbres cervicales, j'enlève les arcs postérieurs de ces trois vertèbres; les enveloppes médullaires étant incisées, j'introduis au centre de la substance nerveuse une sonde légèrement flexible dont l'extrémité est coiffée d'un petit ballon de caoutchouc; ce ballon est poussé jusqu'au milieu de la masse cérébrale en se créant une voie dans la moelle et le bulbe; on lie ensuite avec soin la dure-mère cervicale sur la sonde; une cuillerée à bouche d'eau est injectée dans le ballon, et l'on met cette sonde en communication avec l'une des colonnes mercurielles du tocographe pendant que l'autre enregistre les tractions faites sur le forceps. Le liquide du ballon intra-cérébral, lorsque l'on tire ensuite le forceps, reflue dans la sonde comme le ferait sur le vivant le liquide céphalo-rachidien.

On obtient ainsi pour ces expériences une tête transmettant avec une grande sensibilité les moindres tractions faites sur le forceps. La quatrième planche mise à la fin de ce travail montre la disposition de ces divers appareils.

J'ai commencé des expériences pour comparer par ce moyen les tractions mécaniques aux tractions manuelles. Quand j'aurai recueilli un nombre suffisant de tracés, je les publierai, qu'ils soient favorables ou non aux tractions mécaniques. Si celles-ci sont moins heureuses, si elles produisent une plus grande pression intra-crânienne pour faire franchir un rétrécissement donné à la tête placée dans diverses positions, on devra alors repousser définitivement de la pratique ces moyens qui, jusqu'ici, n'ont été combattus et condamnés que sur des données spéculatives insuffisantes pour juger en dernier ressort cette grave question de pratique obstétricale.

Pl. 1

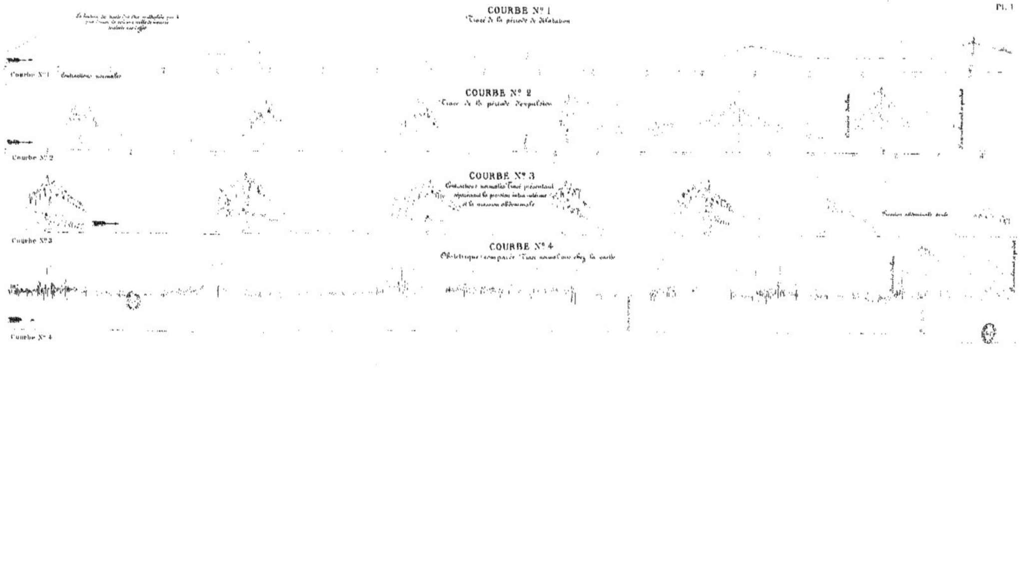

COURBE N° 1
Tracé de la période de dilatation

Courbe N° 1   Contractions normales

COURBE N° 2
Tracé de la période d'expulsion

Courbe N° 2

COURBE N° 3
Contractions normales Tracé présentant
séparément la pression intra-utérine
et la pression abdominale

Courbe N° 3

COURBE N° 4
Obstétrique comparée Tracé normal ... chez la vache

Courbe N° 4

COURBE N° 5
Accouchement naturel
Courbe d'expulsion

COURBE N° 6
Action du chloroforme sur
les contractions musculaires
de l'accouchement

COURBE N° 7
Tracé des tractions faites
par le forceps

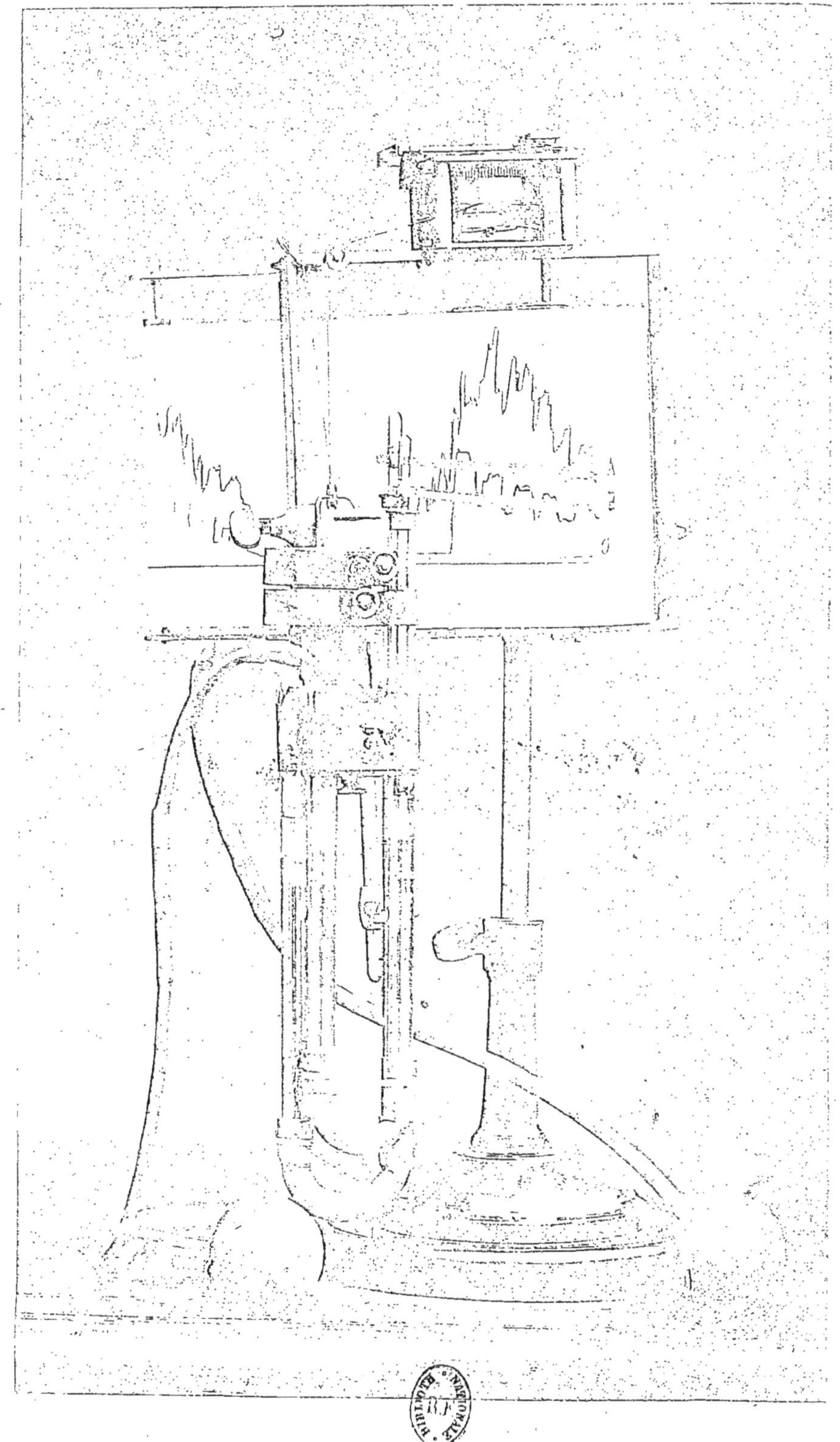

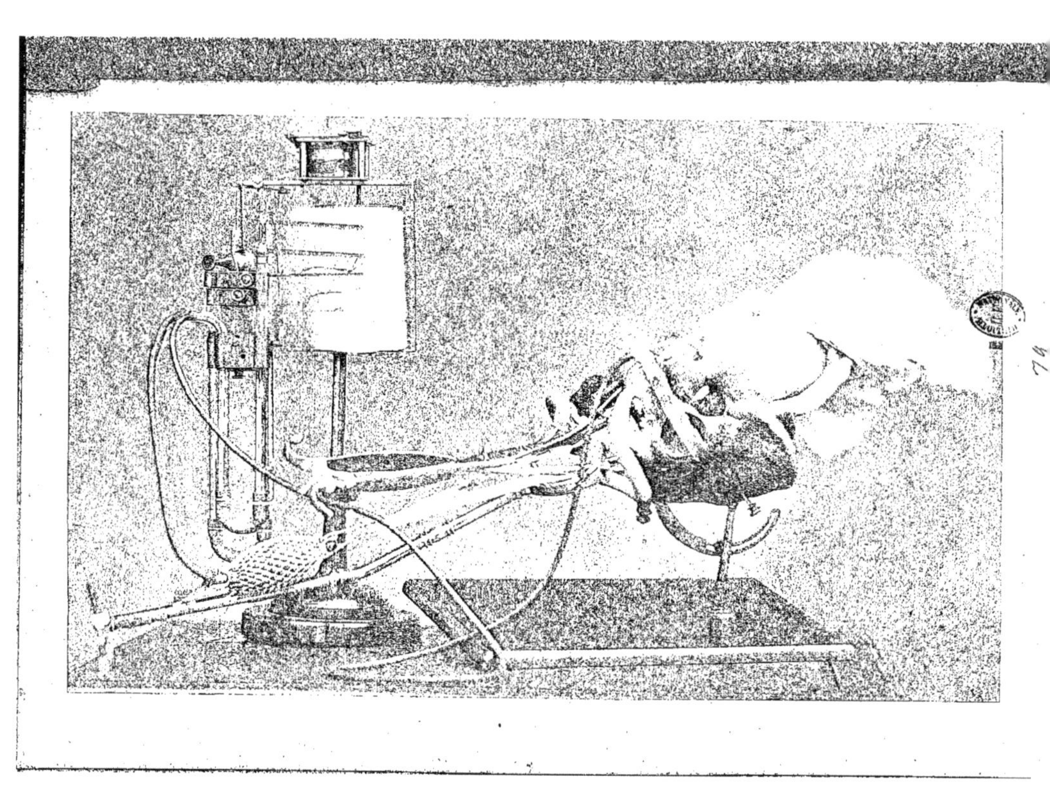

www.ingramcontent.com/pod-product-compliance
Ingram Content Group UK Ltd.
Pitfield, Milton Keynes, MK11 3LW, UK
UKHW020055080726
13614UKWH00005B/2008